Hypnose –
was bringt's ?

Heilung ist möglich –
wenn wir es zulassen

Regina Selke

©2011- Regina Selke
1. Auflage
ISBN: 978-3-8423-6098-3

Herstellung und Verlag:

Books on Demand GmbH, Norderstedt

Inhaltsverzeichnis

Hinweis

Dieses Buch versteht sich als kleiner Ratgeber, wenn es um Fragen in Bezug auf Hypnose geht. Die Autorin erklärt in verständlicher Art und Weise, was Hypnose ist und was es nun nicht ist.
Zu erwähnen wäre noch, dass Frau Selke keinen anerkannten Heilberuf ausübt.
Keinesfalls soll dieses Büchlein Sie dazu ermuntern, statt einen Arzt, Psychotherapeuten oder Heilpraktiker zu konsultieren, einfach mit Hypnose oder auch Energiearbeit zu versuchen, sämtliche Krankheiten in den Griff zu bekommen. Darum geht es nicht und es ist auch keinesfalls gedacht, die sorgsame Behandlung durch einen Arzt oder Therapeuten zu ersetzen. Es geht vielmehr um Bewusstwerdung, dass wir in Zusammenarbeit mit unserem Unterbewusstsein vieles unterstützen können, um im Endeffekt ganzheitlich gesunden zu können.

Heilung bedeutet also in diesem Zusammenhang immer nur die Aktivierung und Unterstützung der Selbstheilungskräfte.

Vorwort

Im Zusammenhang mit Hypnose gibt es doch immer noch viele Bedenken, Vorurteile, Nichtwissen, Verurteilungen und Angst.

Daher ist dieses Buch entstanden, um kurz und knapp etwas Licht in das Dunkel zu bringen, um dem eventuell späteren Hypnoseklienten und Hypnoseinteressierten die Bedenken zu nehmen.

Um Ihnen etwas Sicherheit zu geben, bevor Sie sich auf unbekanntes Terrain begeben. Um Ihnen eventuelle Zweifel zu nehmen, ob ,so was' bei Ihnen überhaupt funktionieren kann.

Auch um Sie zu interessieren, sich selbst ein bisschen besser kennen zu lernen, und um Ihnen eine kleine Hilfe aufzuzeigen, wie eventuelle Blockaden vielleicht auf eine sanfte Art aus dem Weg geräumt werden können.

Es gibt sicher genügend Fachbücher über Hypnose, aber es gibt nichts, was Sie kurz und knapp über die wichtigsten Fragen informiert. Welcher ‚Laie' in Bezug auf Heilung oder Coaching im Zusammenhang mit Hypnose hat schon Lust, sich einen Fachschmöker einzuverleiben, um nachher genauso viele Fragen wir vorher zu haben. Diese Bücher sind meist als Information oder zur Weiterbildung für den Anwender geschrieben, aber nicht als Entscheidungshilfe für den Klienten.

Es geht also darum, den Interessierten darüber aufzuklären, was Hypnose nun ist und was es nicht ist. Mir geht es darum Hypnose aus der Ecke des Mystischen zu holen und Hypnotiseure nicht als hoffnungslose Esoteriker zu verdammen. Esoteriker, die belächelt werden und damit abgestempelt werden, dass man daran ja nun auch glauben muss, damit es wirken kann. Also mit all dem hat das nichts zu tun. Sie müssen es nicht glauben, es funktioniert trotzdem. Das Zauberwort statt Glaube ist hier 'Einlassen'. Ich sollte mich einlassen können und dann können 'Wunder' geschehen.

Da Sie – ja ich meine speziell Sie - nun ja schon das Buch gekauft haben zeigt, dass Sie interessiert an dem Thema, ja vielleicht auch an 'Heil-Sein' sind und da sind Sie vielen Anderen schon um einen Schritt voraus.

Herzlichen Glückwunsch und Willkommen im 'Bewussten-Sein'

Heilung ist möglich - wenn wir es zulassen

Ja, wenn wir Verantwortung übernehmen für uns und unseren Körper und Schuldzuweisungen zurücknehmen und uns auf uns konzentrieren.

Wenn ich nicht weiter weiß, muss ich etwas verändern – so stellt sich dann die Frage, was muss ich verändern?

Vom Kopf her kommt die Lösung nicht, dass ist so gut wie sicher. Aber der Körper kann uns unterstützen, die Lösung zu finden. Unser Körper drückt sich aber nicht über den Kopf, sondern über Gefühle aus. Und wenn wir diese ignorieren, abtun, verdrängen, dann drückt er sich im Endeffekt über Schmerzen, Krankheiten, Süchte oder andere Symptome aus.

Gefühle überhören - besser ausgedrückt - unterdrücken wir gerne. Die Vielfältigkeit der Symptome lässt sich dann aber meist nicht mehr unterdrücken. Vielleicht noch die ersten Anzeichen, vielleicht mal Kopfschmerzen und hier und dort ein Schmerz, ein Ziehen oder auch eventuell ein kleiner Unfall - alles ist möglich. Unser Körper ist da durchaus kreativ, um uns seine Botschaften zu übermitteln.

Irgendwann hilft dann oft nur noch die Gewaltkur, sprich Operation, Schrittmacher, Arzneihämmer, künstliche Gliedmaßen etc. Wir geben uns und unseren Körper, unser Fahrzeug, auf und in die Hände der Mechaniker, sprich Operateure. Vor allen Dingen geben wir aber unsere Macht ab und fallen zurück in ein kindliches Stadium, lassen machen, sehen uns als Opfer der Umstände, der Anderen, der Familie, des Partners etc. Möglichkeiten gibt es viele und wir sind da keinesfalls verlegen, wenn es darum geht, die Verantwortung abzugeben. Die Hauptsache ist in dem Falle von uns und unseren Gefühlen abzulenken.

Aber selbst in so einer Krise steckt noch eine Chance. Die Chance, das Ruder herumzureißen, die Verantwortung für uns und unser Gefährt, sprich den Körper nun doch zu übernehmen.

Wir können jeden Tag unser Leben ändern, indem wir unsere Gedanken über eine Situation ändern. Gedanken erzeugen unsere Gefühle. Negative Gefühle erzeugen unsere Krisen. **Unverarbeitete Krisen erzeugen unsere Krankheiten!**

Das hört sich natürlich alles recht einfach an, aber meistens sind wir so in unserer Gefühlswelt verstrickt, dass von ‚einfach' nicht wirklich die Rede sein kann. Was ist also zu tun?
Du Frage ist erstmal: „Was brauchst Du? Was hat es gebraucht, um dahin zu kommen, wo du jetzt gerade feststeckst? Wo ist der Ursprung dieser verfahrenen Situation?"

Die Lebenskrisen gestalten sich oft wie ein Irrgarten, indem man

a) nicht findet, wie man dahin gekommen ist

b) interessanterweise immer wieder nur seinem Spiegelbild begegnet

c) nicht weiß wo der Ausgang ist.

Immer wieder ereilen uns Situationen, die wir irgendwie schon kennen und ähnlich bereits erlebt haben.

Das sind nicht die ‚Anderen' die das erzeugen, sondern wir sind ‚Schöpfer' genug, um das mit den entsprechenden Schauspielern – sprich den ‚Anderen'selbst zu arrangieren.

Wir glauben, jetzt haben wir alles im Griff und ‚Zack' haut es uns um. Vielleicht auch nur im übertragenen Sinne, in dem wir einem Menschen begegnen,

der voll in unsere ‚Leidenskerbe' passt. Der berühmte ‚Deckel auf dem Topf'. Super, und mit dem können wir dann wieder alles schön ‚zu-deckeln'.
Diese Person oder diese Situation sorgt dann dafür, dass wir noch ein wenig mehr leiden dürfen.
Nicht aus Hass oder um uns weh zu tun, nein, warum auch? Es ist immer nur ein Wink mit dem Zaunpfahl um uns zur Rückkehr oder besser ‚zur inneren Einkehr' zu bringen.

Wenn wir das erkennen und die Verantwortung für uns und für das, was uns begegnet übernehmen, sind wir schon ein ganzes Stück weiter auf dem Weg zu uns.

So weit so gut und was jetzt?

Wir haben jetzt eingesehen, dass wir der Regisseur unseres Theaterstücks mit dem Namen ‚Mein Leben' sind.

Aber was machen wir mit dieser durchaus wertvollen Erkenntnis, dass aus ‚Meinem Leben' nicht mein Kampf wird (das schreibe ich mal lieber nicht in Anführungsstriche, denn der Titel ist anderweitig berühmt geworden ;-)). **Aber oft ist es kein Leben sondern wirklich nur noch Kampf.** Kampf gegen Eltern, Arbeitgeber, die Nachbarn, den Staat, die Kirche, also generell gegen das Außen – wie groß und mächtig das auch immer sein mag!
Also wieder zu unserer Erkenntnis, wie bringt uns diese Erkenntnis aus unserem Dilemma, aus unserem Drama heraus?

An diesem Punkt angekommen, begeben wir uns auf den Weg unserer

Selbsterkenntnis - **Mensch erkenne dich selbst und dann erkennst du Gott***- wie es so schön heißt.

Das hieße ja dann, wenn ich mich selbst erkenne, erkenne ich auch den Schöpfer in mir, oder?
Die Schlussfolgerung wäre ja dann, dass ich ja nicht nur das Opfer, sondern auch der ‚Täter' bin.
Beides in einer Person. Ohne zu werten.
Ich bin Du und Du bist ich? Wer weiß?

Wenn wir nun dahin gelangt sind und bereit sind, die Verantwortung für uns, für unser Leben und unseren Körper zu übernehmen und auch bereit sind, sämtliche Schuldzuweisungen zurückzunehmen, dann ist auch Heilung möglich.

*Orakel von Delphi - zumindest der Teil ‚Erkenne dich selbst'

Denn

‚alles was man denken und glauben kann ist möglich!'

Unser Unterbewusstsein weiß immer, warum sich dieses Symptom oder was auch immer, sich manifestiert hat.

Wir können das Unterbewusstsein um Hilfe bitten, sich mit uns auf die Suche zu begeben und uns zu unterstützen, denn unser Tagesbewusstsein ist zu sehr vom Außen abgelenkt, um da wirklich sinnvolle Hinweise geben zu können.

Vieles lässt sch einfach nicht vom Bewusstsein her erklären. Der Grossteil unserer Handlungen wird durch unser Unterbewusstsein gesteuert. Inzwischen wird sogar behauptet, dass dies fast 100% ausmacht. Also ist der Einfluss des Bewusstseins nur verschwindend gering. Welches Potenzial liegt dann tatsächlich hier im Verborgenen, meistens schön ‚zuge-deckelt' damit auch nichts entweichen kann.

Unser Bewusstsein ist daher sicher auch der falsche Ansprechpartner, wenn es um unser Innerstes, um unsere Gefühle geht. Unsere verletzten Gefühle wollen anerkannt und gewürdigt werden. Wir müssen ihnen Raum geben, sie annehmen und sie pflegen. Wer soll es denn sonst tun, wenn wir nicht dazu bereit sind? Also kümmern wir uns um unsere Gefühle, schauen uns und unser Symptom liebevoll an, nehmen es an, denn es ist je auch unsere Kreation. Dann können wir auch die Gefühle erlösen, die dahinter stehen.

Kampf erzeugt Gegenwehr

Annehmen ist die Devise, nicht dagegen ankämpfen. Kampf erzeugt Gegenwehr, also wieder Kampf. Der Körper reagiert z.B. mit Entzündungen! Was bedeutet es denn, wenn sich etwas entzündet, es entsteht Feuer. Es fliegen die Funken. Wie bei den Kämpfen mit Schwertern. Der Kampf wütet in dem Fall aber nicht im Außen, sondern auf der Körperebene.

Es geht nie darum, an was wir uns entzünden, sondern immer nur darum, welches Gefühl erzeugt wird.
Wie ist meine gefühlsmäßige Reaktion auf irgendein Geschehen? Und dann, woher kenne ich bereits dieses Gefühl? Denn oft sind diese Gefühle Erinnerungen an eine Situation. Vielleicht aus der Kindheit, die nicht so war, wie wir es uns gewünscht hätten.

Wenn wir nun bei dieser Bewusstseinsarbeit sind, dann bedanken wir uns bei unserem Körper, dass er uns darauf aufmerksam macht, ja darauf hinweisen will, dass wir uns in einer Sackgasse befinden.

Da wir natürlich meist nicht sofort auf uns unsere Missempfindungen gehört haben, war es überhaupt erst möglich, dass sich unsere Symptome, unsere Krankheiten, Süchte etc. manifestieren konnten. Aber nun wissen wir ja, dass es eigene Kreationen sind, die wir auch selbst wieder auslösen können.

Nun stellt sich natürlich die berechtigte Frage: „**Wie komme ich an meine Gefühle ran? Wie schaffe ich es, ohne ständiges Dazwischengeplapper durch den Verstand, mich in Ruhe mit meinem Symptom zu unterhalten?**"

Denn erst so können wir ja die notwendige Lösung erfahren.

Hier sind nun als Unterstützung Möglichkeiten angebracht, die es uns erlauben, mit unserem Unterbewusstsein zu kommunizieren. Als eine der Möglichkeiten und als sehr hilfreich bietet sich da die Hypnose an.

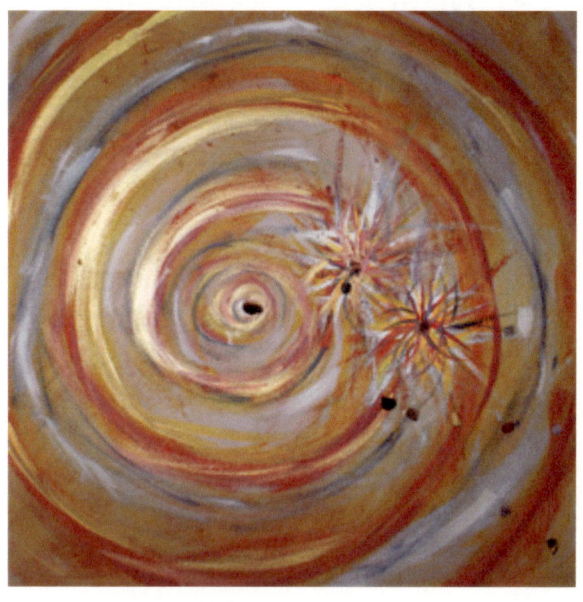

©Alexandra Frühwirth
ART-PICtures by Alexandra
www.entdecke-das-licht.com

23

Was ist Hypnose ?

Ja, was ist denn nun überhaupt Hypnose?

- **Was passiert da mit mir?**
- **Kann ich das überhaupt?**
- **Werde ich da beeinflusst?**
- **Hat der/ die vielleicht eine Gehirnwäsche mit mir vor?**
- **Muss ich da Angst haben?**
- **Tue ich da etwas, was ich nicht will?**

Alles Fragen, die bei dem Einen oder Anderen aufsteigen, wenn wir uns in die Hände von jemand Fremden begeben und nicht wissen, was der nun eigentlich mit uns vorhat.

Wie muss ich mir das vorstellen, will ich mir das überhaupt vorstellen?

Viele Gedanken schwirren eventuell durch den Kopf, da vielleicht der Eine oder Andere auch durch Showhypnosen oder Ähnlichem etwas verunsichert ist. Werde ich da ein hilfloses Opfer von dem Hypnotiseur, der sich dann vielleicht einen Spaß mit mir erlaubt?

Nein, so ist das natürlich nicht!

Hypnose ist nichts Außergewöhnliches, sondern lediglich ein Zustand, den wir alle kennen. Das Wort Hypnose stammt vom griechischen Wort hypnos (Schlaf; griechischer Gott des Schlafes) ab. Wir alle erleben diesen Zustand tagtäglich zwischen dem wachen ,Sein' und dem Schlafen. Oder auch wenn wir z.B. fasziniert einen Film verfolgen oder uns in ein Buch vertiefen und das Drumherum vollkommen ausblenden, dann kommt das einer hypnotischen Trance schon sehr nahe. Dieser Zustand ,dazwischen' wird in der Hypnosebehandlung durch Hypnose-Techniken ganz bewusst herbeigeführt und durch den Hypnotiseur stabil gehalten. Dieser Zustand engt das Bewusstsein mehr oder weniger stark ein und macht uns bzw. das Unterbewusstsein ganz besonders aufnahmefähig für Suggestionen. Dadurch besteht die Chance, Verhaltens- und Glaubensmuster zu ändern, denn in diesem Zustand ist der Kopf ja mehr oder weniger ausgeschaltet.

Das erweist sich als durchaus sinnvoll und nützlich, denn sonst plappert der Verstand in gewohnter Weise ständig dazwischen. Wir sind ja besonders hier in unseren Breitengraden eher auf unser rationales Denken reduziert. Unser Bauchgefühl wird verdrängt, das Unterbewusstsein geflissentlich überhört. Unser Denken hat selbstverständlich durchaus seine Berechtigung, wenn es um unser Alltagsleben geht. Doch unser Denken allein schafft es nicht etwas zu verändern, wie ich ja bereits erwähnte.

Bei gewünschten Veränderungen wie z.B. bei dem Thema Gewichtsabnahme oder auch der Raucherentwöhnung (beliebte Themen bei den Hypnose-

Behandlungen) spielen andere Faktoren ebenfalls eine große Rolle wie z.B. das Gefühl oder prägende Glaubensmuster.

Wir – damit meine ich nun die Hypnosebegleiter - führen nun in der Hypnosebehandlung den Klienten in diesen ihm bekannten entspannten, schlafähnlichen Zustand, um das Unterbewusstsein für Suggestionen oder andere hypnotische Techniken besonders aufnahmefähig zu machen. Durch die Aufmerksamkeitslenkung auf innere Vorgänge ist es möglich, die Gedanken des Hypnotisierten zu beeinflussen, sofern die Suggestionen nicht seinem Glaubenssystem wider-sprechen. Der psychische Widerstand wird herabgesetzt. So werden dann Veränderungen möglich.

Wie ich schon erwähnte kann man sich dies im Rahmen der lösungsorientierten Hypnose z.B. bei der Raucherentwöhnung und bei der Gewichtsabnahme zunutze machen.

Weitere Anwendungsgebiete der Hypnose sind z.B.:

- Zahnbehandlungen

- Geburtsvorbereitung

- Vor- und Nachsorge von Operationen

- Stressmanagement

- Stärkung des Selbstbewusstseins

- Schlafstörungen

- Psychotherapeutische Behandlungen (Depressionen, Phobien, Ängste, Süchte)

- Konzentrationsschwierigkeiten

- Leistungssteigerung

- Prüfungsangst

- Schmerzkontrolle

- Traumafindung

- Entscheidungsfindung

- Kopfschmerzen und Migräne

- Nägelkauen

- Schüchternheit

- positive Lebensgestaltung

- Burn-Out-Syndrom

- Leistungscoaching im Sport

- Autogenes Training zum Entspannen

Eventuelle Angst vor Hypnose ist völlig unbegründet. Sie ist seit mehreren Jahren wissenschaftlich anerkannt und wird erfolgreich nicht nur in der Therapie, sondern auch im Coaching genutzt.

Dabei hat sie sich nicht nur als höchst effizientes, sondern auch als sicheres Verfahren bewährt.

Warum nun Hypnose ?

Oft versuchen wir durch reines Mentaltraining, Affirmationen etc. unsere Verhaltensmuster zu ändern. Das reicht aber nicht wirklich aus, denn dem Denken muss auch die Tat folgen, und die wird oft durch Blockaden verhindert.

Hier gilt es erstmal alte, übernommene Glaubensmuster zu lösen, um dann über Gefühle, und eventuell in der Hypnose eingegebenen Suggestionen, eine wirkliche Änderung herbeizuführen bzw. herbeiführen zu können.

Da unser Unterbewusstsein besonders bildhafte Darstellungen besser verarbeitet, handelt es sich bei der ziel- oder lösungsorientierten Hypnose durchaus um eine sehr effektive Möglichkeit, um Blockaden zu lösen

- denn jedes Problem trägt die Lösung bereits in sich.

31

Forschungen haben bewiesen, dass der Einsatz von Hypnose effektiver ist als die Anwendung von Placebos.

Der Grund hierfür scheint in der Veränderung des Aufmerksamkeitsfokus zu liegen. Dennoch nutzen wenige Ärzte oder Psychologen Hypnose in ihrer Praxis oder arbeiten mit qualifizierten Hypnosetherapeuten zusammen.

Hier noch eine Information, die ich im Zusammenhang mit dem Welthypnosetag vom 04.01.2011 einer Mitteilung entnommen habe:

‚Hypnosetherapie ist heute wissenschaftlich anerkannt und in etlichen Studien bestätigt. Die Wirksamkeit der Hypnose wurde kürzlich noch einmal in einer Studie der Universität Göttingen nachge-wiesen. Die Versuchsteilnehmer litten zum Teil seit Jahren unter chronischen Rückenschmerzen, Migräne oder Rheuma. Neun Wochen lang unterzogen sie sich einer Kombination von gelenkter Hypnose und zu Hause praktizierter Selbsthypnose. Danach hatte sich ihr Zustand so verbessert, dass rund 70 Prozent der Schmerzmittel eingespart werden konnten.'

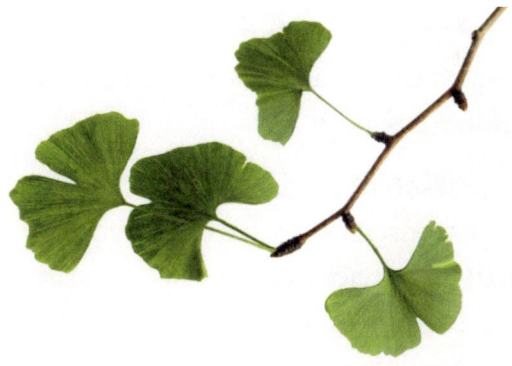

Rückführungen - Reisen in die Vergangenheit

Wir haben im Laufe unseres Lebens, alles was uns je begegnet ist, sozusagen vom ersten Atemzug ab, als Erfahrung in unserem Unterbewusstsein abgespeichert. Da geht es wohl auch hier in unserem Leben drum, Erfahrungen zu sammeln, zu speichern und zu vergleichen, so etwa nach dem Motto: „Aha, kenne ich schon".

Wir wissen aber, dass wir auch Erfahrungen bereits speichern, die vorgeburtlich gemacht werden. Das kann natürlich kritisch werden, wenn ich z.B. nicht so ganz erwünscht bin etc. Dieser Gedanke - oder die Erfahrung - ‚ich gehöre hier nicht her' kann uns bis ins Erwachsenenalter durchaus schwerwiegende Probleme verursachen. Also gilt es diese Themen zu lösen. Wir können zwar nicht die Vergangenheit an sich ändern, aber wir können unsere Gefühle zu dem Erlebten durchaus ändern. Denn das was ich fühle, entscheide ich! Daher bietet sich in so einem Fall oder natürlich auch bei ganz anderen, vielfältigen Erfahrungen eine Rückführung an. Da sich diese uns belastenden Themen aber auch z.B. aus der Familiengeschichte ergeben können, oder aus ‚früheren Leben', ist die Reise zurück keinesfalls zeitlich begrenzt. Wir sind in der Trance in der Lage, alles was war abzurufen, in dem wir zurückgehen. Es ist also völlig ‚gleich-gültig', ob wir in unsere Kindheit zurückgehen oder in ein früheres Leben.

Die Mehrheit der Menschen ist sowieso überzeugt, dass es die Reinkarnation (Wiedergeburt) gibt und ich persönlich finde es sehr beruhigend, dass der Tod in dem Fall nicht so endgültig erscheint. Es gibt noch Hoffnung!

Also, fest steht alle mal, dass unzählige Menschen nach Rückführungen berichten, Situationen oder auch Bilder aus früheren Leben erlebt und gesehen zu haben. Bücher und Berichte darüber gibt es zu Genüge. Interessant sind in diesem Zusammenhang auch Bücher über Nahtoderlebnisse (*z.B. von Dr. med. Raymond A. Moody*).

Aber wie gesagt, dass sollte jeder für sich selbst entscheiden. Aber für unser Thema Rückführung ist es auch nicht wichtig, ob die Erlebnisse tatsächlich stattgefunden haben oder unserer regen Phantasie entsprungen sind, denn Tatsache ist, dass uns dadurch vieles heutige klarer wird. Wenn ich dadurch mehr Verständnis für die Zusammenhänge bekomme, mir vielleicht begrenzende Glaubensmuster und der Ursprung begreifbar werden und ich dadurch in meiner Entwicklung gefördert werde, dann sollte eigentlich Jeder

eventuelle Bedenken gegen Rückführungen aufgeben. Denn

‚der Zweck heiligt die Mittel'.

Auf jeden Fall ist eine Rückführung für Jeden ein beeindruckendes, aufschlussreiches Erlebnis. Wenn wir vielleicht auch nicht sofort alles beantwortet bekommen, was uns so an Fragen im Alltag auf der Seele brennt. Wir können aber aus der Vergangenheit lernen, mit unseren Problemen in der Gegenwart besser zurechtzukommen, ja finden vielleicht auch schon Lösungsansätze, damit wir in der Zukunft diese Probleme vermeiden.

Rückführungen sind mit oder auch ohne Hypnose möglich. Sehr gut kann man aber auch die Arbeit mit der **Time-Line** (eine Zeitlinie, bekannt aus dem NLP =Neuro-Linguistische Programmierung) für eine Rückführung nutzen. Mit der TimeLine kann man aber nicht nur in die Vergangenheit, sondern auch in die Zukunft gehen. Ein sehr schönes, hilfreiches **Coaching-Instrument.**

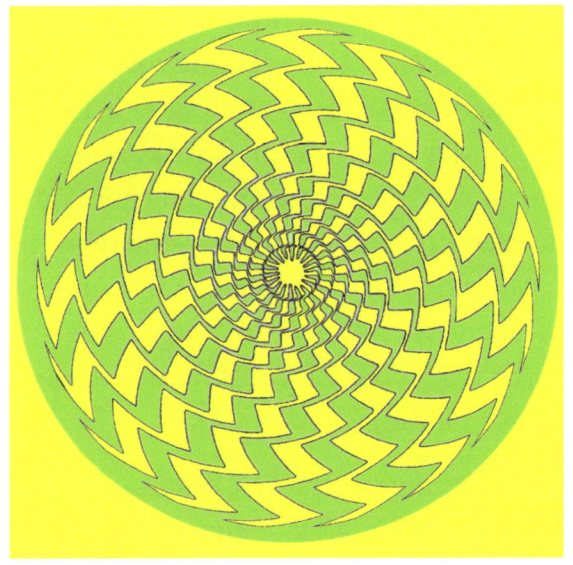

Fragen zum Thema Hypnose

Natürlich treten im Zusammenhang mit Hypnose immer wieder Fragen auf, die ich hier ein wenig zusammengefasst habe, da sie sich im Prinzip ähneln.

Kann die Hypnose auch mir in meinem ganz speziellen Fall helfen?

Öffnen Sie sich doch mal für den Gedanken, dass es möglich wäre.

Was könnten Sie bzw. ihr Geist bewirken? Wären eventuelle Veränderungen möglich, indem sie ihre Gedanken und ihre Gefühle verändern. Haben sie vielleicht Potenziale, die sie nutzen könnten. Oder sind sie ihrem Schicksal auf Gedeih und Verderb ausgeliefert?

Wir können Hypnose als einen Impulsgeber nutzen, der Veränderungen gezielt starten kann. Möglich ist alles, erzwungen wird nichts.

Vielleicht ist es einfach der „Kick", der den Stein ins Rollen bringt, die verschlossenen Türen öffnet und die erstarrten Gefühle wieder zum Fließen bringt. Lassen sie sich überraschen. Nutzen Sie ihre Chance!

Vielleicht ist dieser Impuls ja gerade der richtige für Sie, der Ihnen hilft, Selbstheilungskräfte zu mobilisieren, Fähigkeiten und Talente wieder ans Tageslicht zu befördern und ungeahnte Ressourcen zu nutzen. Sie könnten sich weiterentwickeln, bewusster werden, gesünder und vollständiger. Sie könnten erkennen, welche Chancen, welch kreativer Reichtum in Ihrem Inneren schlummert und nur darauf wartet, wieder ‚ent-deckt' oder erlöst zu werden.

Das hört sich doch spannend, wenn nicht sogar faszinierend an, oder? Sie könnten erkennen wer tatsächlich hin-

40

ter all dem steht, was sie steuert. Hinter all dem was ihnen ‚**zu-fällt'.**

Bin ich denn überhaupt hypnotisierbar ?

Sehr wahrscheinlich, denn 90% der Menschen sind durchaus hypnotisierbar. Außerdem lässt sich das recht schnell in einem Erstgespräch durch einen entsprechenden Hypnosetest klären.

Kriege ich in der Hypnose alles mit ?

Ja und nein, denn die erreichbare Trancetiefe hängt auch davon ab, in wieweit der Klient sich zu entspannen und ‚fallen zu lassen' bereit ist.
Dann sind auch wichtig das Vertrauen, das er dem Hypnotiseur entgegenbringt und natürlich auch die Fähigkeiten des Hypnotiseurs. Außerdem vertieft sich die erreichbare Trance auch,

wenn der Klient schon öfter mal in Hypnose war. Er fühlt sich dann sicherer und lässt sich dann eher fallen, denn er weiß, dass es er wieder zurückkommt und ihm nichts passieren kann.

Wie fühle ich mich in Hypnose ?

Generell kann man sagen, dass die hypnotische Trance als sehr angenehm und erholsam empfunden wird. Es entsteht ein Gefühl von Leichtigkeit, vielleicht das Gefühl zu schweben oder auch ein Gefühl von angenehmer Schwere. Das Zeitempfinden kann sich in der Trance verändern.

Was passiert mit meinem Körper in Hypnose ?

Das körperliche Empfinden ist sehr individuell, allerdings gibt es einige Phänomene die sich nachweislich sehr häufig feststellen lassen.

Unter anderem sind folgende Veränderungen in Hypnose festzustellen:

- Oft zeigt sich eine Gesichtsröte während der Hypnose.
- Bei vielen Menschen zucken auch die Augenlider, wenn sie in Hypnose versetzt werden.
- Bei den meisten Klienten kann man auch eine schnelle Augenbewegung feststellen (Rapid Eye Movements).
- Meistens beruhigen sich der Atem und der Herzschlag.
- Viele spüren während der Sitzung eine Schwere in den Gliedmaßen. Sie haben dann auch Mühe zu sprechen.
- Oft zeigt sich auch ein Kribbeln in den unteren Extremitäten oder andere müssen öfters „schlucken", wenn sie in Hypnose fallen.
- Es kann sich die Hauttemperatur verändern.

Also sie sehen, man kann da keine feste Regel aufstellen. Vieles ist möglich und es äußert sich doch, wie ich schon sagte, eher individuell.

Kann ich dazu gebracht werden, etwas gegen meinen Willen zu tun ?

Absolut nicht! Sollte Ihnen während einer Hypnosesitzung etwas suggeriert werden, das Ihren Einstellungen widerspricht, nimmt ihr Unter-bewusstsein diese Suggestionen nicht an. Sollten die Suggestionen eventuell sogar gegen Ihr ethisches, moralisches oder religiöses Werteverständnis verstoßen, werden die Suggestionen von ihrem Unterbewusstsein abgelehnt und Sie würden unverzüglich aus der Trance heraus zurück zum vollen Wachbewusstsein zurückkehren.
Niemand außer Ihnen kann Ihren Willen kontrollieren!

Bin ich eventuell manipulierbar ?

Ebenfalls nein, das Unterbewusstsein wird aktiver und erhält einen stärkeren Einfluss. Es wird lediglich der psychische Widerstand herabgesetzt. Sie werden für sich nichts annehmen, dass ihrem Glaubenssystem wider-spricht.

Was passiert dann bei einer Showhypnose ?

Erfolgreiche Show-Hypnose lebt von **freiwilligen Teilnehmern**. Diese Menschen haben möglicherweise einen unbewussten Wunsch, sich vor Publikum zu präsentieren. Die Hypnose hilft ihnen lediglich, die natürliche Scheu vor einem Auftritt zu reduzieren. Showhypnose dient dem Ego des Hypnotiseurs, d.h. der Darstellung seiner Fähigkeiten. Die von mir angewandte lösungsorientierte Hypnose will nichts darstellen, sondern dient dem Wohl des Klienten.

Werde ich mich nach der Hypnose an alles erinnern können ?

Hypnose ist keine Bewusstlosigkeit, **somit werden Sie sich an alles erinnern was gesagt oder getan wurde.** Wenn Sie keine unmittelbare Erinnerung an das Geschehen in Hypnose haben, sobald Sie wieder beim vollen Bewusstsein sind, dann liegt das an der der Tiefe der Trance, in der Sie sich befanden und während der Sie sich Ihren eigenen angenehmen Gedanken hingaben. Durch entsprechendes Nachfragen ist es jedoch möglich, die Erinnerung an die Worte des Therapeuten Stück für Stück wieder ins Bewusstsein zu holen.

Kann Mann/ Frau in der Hypnose in frühere Leben zurückgehen ?

Ja, eine Rückführung ist natürlich ohne Probleme bis zur Geburt oder auch zur Empfängnis möglich. Darüber hinaus sind aber auch keine Grenzen gesetzt.

46

Der Klient **muss nicht** an frühere Leben, also an Wiedergeburt glauben. Es reicht schon, wenn er ‚mal so tut als ob es das geben würde'. **Sie müssen also nichts können, nichts glauben, nichts wissen!** Der Hypnosebegleiter wird in dem Fall zu ihrem Reisebegleiter. Ein oder auch mehrere frühere Leben werden angeschaut und die für die im Moment anstehende Thematik relevanten Erkenntnisse ins Bewusst-sein befördert.*

Verliere ich die Kontrolle während der Hypnose ?

Nein! Sie werden die ganze Zeit über die vollkommene Kontrolle über das haben was passiert. Sie können auch jederzeit die Hypnose selbst beenden

* sh. auch Kapitel Rückführungen - Reisen in die Vergangenheit

47

und die Sitzung abbrechen, falls etwas gesagt oder getan werden sollte, das Ihnen widerstrebt.

Werde ich durch Hypnose zum Nichtraucher ?

Das ist durchaus möglich und auch sehr Erfolg versprechend, wenn sie selber mit dem Rauchen aufhören wollen. Gegen ihren Willen geht absolut nichts. Aber wenn sie bereit sind, der Gesundheit in ihrem Körper mehr Raum zu geben, sich und ihrem Körper etwas Gutes zu tun und herausfinden wollen, wer überhaupt ,Herr ihres Körpers' ist, denn können sie das sicher mit Hilfe der Hypnose erfolgreich realisieren. Was in der Jugend oft unbedacht beginnt - der Griff zur Zigarette ist oft ein beliebtes Mittel, um Unsicherheiten, Einsamkeitsgefühl oder Langeweile zu überspielen - ist irgendwann nur noch störend, teuer, ungesund.

Im jugendlichen Alter möchte man dadurch vielleicht auch erwachsener erscheinen oder auch Zusammengehörigkeit demonstrieren, aber nach und nach wird es zur Sucht. Ein Leben ohne Zigarette scheint nicht mehr möglich zu sein. Und wenn man dann doch nach vielen Anläufen den Schritt zum Nichtraucher schafft, kommt es meist zu einer Suchtverlagerung, denn ‚Ersatzbefriedigungen' in Form von Süßigkeiten, mehr Essen oder ähnliches müssen her. Durch die Unterstützung der Hypnosebehandlungen umgehen sie die meistens ohne Hypnose unvermeid-baren Ersatzhandlungen, denn es ‚fehlt' Ihnen ja nichts. Sie behalten also ihr Gewicht im Auge und vermeiden es, dass sie das das Suchtproblem gegen ein neues Problem, nämlich Übergewicht, tauschen.

Auch hier hilft nur ein Ändern der Gedanken, denn ‚Rauchen beginnt im Kopf'.

Kann ich mit Hypnose mein Gewicht reduzieren ?

Ja, durchaus, aber auch hier gilt, ohne Mithilfe geht nichts. Der Wunschtraum, ich gehe jetzt zum Hypnotiseur und komme dann mindestens 5 kg leichter aus der Praxis ,-) erfüllt sich leider nicht. Es bedarf schon etwas mehr, denn Übergewicht ist auch nicht innerhalb weniger Tage oder Wochen entstanden. Und das Verrückte ist ja, je mehr man abnehmen will, desto mehr denkt man ans Essen. Jeder, der sich schon mal mit einer Diät kasteit hat, weiß, dass während der Diät fast ununterbrochen an das Essen, das man nicht essen darf, gedacht wird. Aber wie kann ich das lösen, wie kann ich trotzdem die überflüssigen und auch oft gesundheitlich bedenklichen Pfunde verlieren, wenn fast jede Diät doch eigentlich nur ein ,Teufelskreis' aus Euphorie, Entsagung und dann Frustration ist?

Hypnose ist auch in diesem Zusammenhang eine erprobte Methode, die im Unterbewusstsein ansetzt und durch entsprechende Suggestionen hilft, die Gedanken zu ändern. Aber es gilt, gut Ding will Weile haben, denn so wie das Über-gewicht meist erst durch langjährige Fehlernährung entstanden ist, müssen wir unserem Körper auch die Möglich-keit geben unser neues Essverhalten umzusetzen und Fettpolster loszulassen. Aber wer gibt schon gerne etwas her, was er sich mühsam angesammelt hat. Und vor allen Dingen ist das ‚Polster' oft auch ein Schutz gegen das Außen. Also oberstes Gebot ist hier Geduld. Es funktioniert, wenn wir bereit sind dranzubleiben und nicht nach 14 Tagen und bis dahin nicht erreichtem Traumgewicht sprichwörtlich ‚die Flinte ins Korn werfen'.

Können nur Menschen mit einem schwachen Willen hypnotisiert werden?

Ganz im Gegenteil, (fast) jeder Mensch kann hypnotisiert werden, sofern er es zulässt. Menschen mit einem starken Willen verfügen aber meistens auch über eine bessere Vorstellungskraft, so dass sie leichter in Hypnose gehen können als andere. Menschen, die trotz der Bereitschaft zur Hypnose nicht in die Trance hineinkommen, haben oft eine falsche Vorstellung von dem was sie erwartet oder sind ‚schwach' durch mangelnde Fähigkeit zur Entspannung und Anpassung an eine neue Situation.

Können Kinder hypnotisiert werden?

Ja durchaus und eigentlich auch leichter als Erwachsene. Kinder sind noch nicht so kopfgesteuert wie wir Erwachsenen. Sie haben noch mehr Fantasie und leben auch noch eher in ihrer Fantasiewelt.

Kann es sein, dass ich aus der Hypnose nicht mehr rauskomme ?

Nein! Das ist ein Mythos und sicher durch Filme oder Erzählungen entstanden. Nach jeder Hypnosesitzung wird durch eine Ausleitung der Rapport (=der Zustand verbaler und nonverbaler Bezogenheit von Menschen aufeinander und auch ein Instrument der Neurolinguistischen Programmierung (NLP))zwischen Hypnose-Klient und Hypnosecoach beendet, so dass Sie in vollem Wachbewusstsein in Ihren Alltag zurückkehren.

Dauert die Wirkung der Hypnose an ?

Ja und Nein. Wie schon oben erwähnt, wird die Hypnose vollkommen aufgelöst. Die erreichten positiven Veränderungen der Sitzung und gegebenen Suggestionen, die Ihr Einverständnis finden, werden sich nach der Hypnose und in der Zeit danach sogar noch verstärken. Sie können Hypnose als einen Prozess sehen, der nur in Gang gesetzt werden kann, wenn Sie als Klient dafür bereit sind. Ein Prozess, der sich aber auch entwickeln muss, denn es ist natürlich keine Zauberei.

Gibt es irgendwelche Nebenwirkungen ?

Abermals nein. Nach einer Hypnosesitzung sind Sie wieder bei vollem Bewusstsein und in der Lage, ihrem normalen Tagewerk wie Auto fahren oder Arbeiten nachzugehen.

Hat Hypnose etwas mit Esoterik zu tun ?

Nein, Hypnose ist eine anerkannte Therapieform und sehr hilfreich z.B. bei den verschiedensten Suchtformen wie Ess-Süchten, Rauchen oder auch psychischen Erkrankungen, sei es bei Ängsten oder als Unterstützung im mentalen Bereich.

Warum wird Hypnose manchmal dann doch mit Hexerei und Wahrsagen in Verbindung gebracht?

Hierfür sind wohl am ehesten Fernsehen und Hollywood-Filme verantwortlich. Hier wird die Hypnose zum Teil doch noch sehr in den mystischen Bereich gedrängt und die Hypnotisierten als willenlose Opfer dargestellt. Aber an einer Hypnose ist nichts Mystisches, Magisches oder Übernatürliches. Wie ich schon erwähnt habe, erleben wir diesen Zustand tagtäglich, ohne dass wir es als Hypnose bezeichnen würden.

Wir können die Möglichkeiten, die sich uns in dieser wunderbaren Entspannung bieten, einfach nutzen um Veränderungen herbeizuführen, indem wir unser Bewusstsein auf den ‚zweiten Platz' verweisen, ohne dabei ‚bewusstlos' zu sein. Wir bekommen durchaus fast alles mit, ohne das Geplapper von unserem Tagesbewusstsein, ohne zu bewerten, zu kritisieren, verwerfen etc.

An erster Stelle stehen dann unser Unterbewusstsein und das ‚Innere Wissen' über das

- Warum habe ich jetzt schon wieder Kopfschmerzen?

- Warum begegnet mir immer wieder der gleiche Typ Mann?

- Warum tauchen immer wieder die gleichen Probleme auf?

- Warum habe ich ständig Ärger am Arbeitsplatz?

- Warum werde ich immer wieder gemobbt?

56

Warum, warum, warum…es gibt so viele Möglichkeiten, um die eigene Kreativität auszuleben.

Da wir und unser Unterbewusstsein genau wissen, wo der Auslöser zu finden ist, und sich durch die Hypnose phantastische Möglichkeiten bieten, auf die Suche nach Lösungen zu gehen - ja, warum tun wir es dann nicht einfach?

Was braucht es nun ?

Manche unserer Mitmenschen sind durchaus in der Lage z.B. durch Organsprache, Meditationen, Selbstbesinnung die Themen zu erkennen und gefühlsmäßig zu klären. Die meisten von uns schaffen das allerdings eher nicht, sich so auf sich zu besinnen, um ein Thema zur vollkommenen Befriedigung aller ‚betroffenen Seiten' zu klären, aufzulösen und zu verabschieden.

Meist sind wir einfach betriebsblind. Wir sind so verstrickt in unser Tun und Denken, dass es ohne die Hilfe Außenstehender oft nicht klappt.

Wir schaffen es nicht, einen Schritt aus unserem ‚Teufelskreis' raus zu tun und aus einer Metaposition die Geschichte näher zu beleuchten. Aber dafür gibt es ja dann erprobte Helfer (vielleicht auch Freunde), Berater oder Therapeuten. Jemand der bereit ist, das Leid mit anzuschauen, uns durchzuführen und dann mit seiner Hilfe zu transformieren. Alles ist möglich, wenn ich als Hilfesuchender bereit bin, mich einzulassen.

Wichtig in diesem Erkenntnisprozess ist es, für alles was uns begegnet die Verantwortung zu übernehmen.

Wir sind die Schöpfer unserer Realität -

und nur wir sind daher auch in der Lage, dass was uns nicht gefällt zu verändern. Das kann keiner außer mir/ uns, dem ICH BIN. Alles was uns im Außen begegnet sind Projektionen des eigenen Inneren.

Also bin auch nur ich und niemand anderes in der Lage etwas zu ändern, zu heilen, zu lösen. Alle Außenstehenden können nur ‚Erfüllungsgehilfen des Schicksals' sein, niemals Auslöser.

Wir als Berater, Heiler, Coaches können genau wie Ärzte, Therapeuten etc. nur helfen, die Selbstheilung des Klienten wieder anzuregen, seinen Lebenswillen und die Kraft der Eigenverantwortung zu stärken, damit er dann selbst das Ruder wieder herumreißen kann.

Ja, warum lassen wir uns dann nicht auf ‚uns' ein ?

Wir agieren im Außen, wo es nichts zu agieren gibt, laufen vor uns weg, wo es heißt ‚**bleib stehen, schau in den Spiegel und erkenne Dich selbst!**'

Wir suchen Ablenkung, wo es notwenig wäre, Selbsterkenntnis zu üben. Wir schütten uns voll mit dem ‚Außen', ob Essen, Trinken, Drogen, wo es gilt Erfüllung in uns selbst zu suchen. Die Sucht ist, wie der Name schon sagt, nur ein ‚Suchen' im Außen. Suche nach Glück, Suche nach Liebe, Suche nach Erfüllung, Suche nach Freundschaft und so weiter. Wir werden aber nur das

60

finden können, was wir im Inneren bereits für uns realisiert haben.

Erst wenn wir im Innern von Liebe erfüllt sind, zeigt sich das auch im Außen. Liebe, die wir nur bei Anderen suchen, wird uns nie erfüllen bzw. uns immer wieder **ent-täuschen**, wenn sie plötzlich aus unserem Leben verschwunden ist. Wieder einmal haben wir uns **ge-täuscht** und uns auf unserem Weg zu uns selbst ablenken lassen.

Wieder werden wir auf uns selbst zurückgeworfen und wenn wir dann nicht anfangen, uns auf unser **SELBST**, auf unser **ICH BIN** zu besinnen, darauf, dass **alles was uns ausmacht in uns liegt**, dann, ja dann beginnt der Kreislauf ‚**Täuschen'** und ‚**Enttäuschen'** von vorne.

Irgendwann sind wir dann alt und grau, ent-täuscht vom Leben, von uns selbst, von Gott und von allem, was unser ‚armes ICH' nährt.

Warum so lange warten, denn heute ist der richtige Tag, ja um nicht zu sagen der ‚beste' Tag, um das Ruder unseres Lebensschiffes herum zu reißen. Glauben Sie mir, einen besseren Tag gibt es nicht!

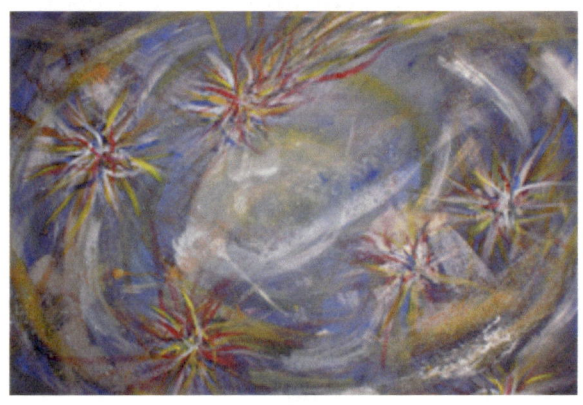

©Alexandra Frühwirth
ART-PICtures by Alexandra
www.entdecke-das-licht.com

Schauen Sie sich an

Schauen Sie welch verletztes Wesen hinter all dem Kummer, dem Gram steht. Nehmen Sie sich an, ohne zu verurteilen. Urteilen heißt richten – richten Sie nicht über sich selbst oder Andere.

Akzeptieren Sie was ist, verzeihen Sie, was es zu verzeihen gibt und richten sich dadurch neu auf und gehen Sie in eine neue, liebevolle Richtung mit sich selbst.

Gehen Sie liebevoll mit sich um!

Erkennen Sie, dass das ‚verletzte Wesen' in Ihnen, das ‚innere Kind' immer nur eines sucht - ‚**LIEBE**'-, liebevolles Verständnis, Fürsorge, Beachtung und Annahme.

Wir rasen herum, lenken uns ab, um bloß nicht zu hören, was unser Inneres uns zu sagen hat. Bloß keine Sentimentalitäten, keine Trauer, keine Tränen –

ja wie sieht das denn auch aus, wir wollen doch keine Schwäche zeigen, oder? Das Motto, mit dem wir aufgewachsen sind, ist stark sein, Ellenbogen benutzen, ja vielleicht sogar brutal sein! Ja und im Innern schreit es: „Seh' mich an, beachte mich, ich lebe, ich bin auch Jemand! Wenn ihr schon nicht mein verletztes Wesen hört und beachtet, dann beachtet meine Taten!"

Und wir wundern uns dann, wenn plötzlich ‚aus heiterem Himmel sozusagen' wieder jemand Amok läuft. Nun hat er die Beachtung, die so lange verwehrt wurde, auf die er immer gehofft hat.

Allerdings wohl etwas zu spät.

Wir erwarten…

> **Beachtung** vom Außen, wo wir doch uns selbst Beachtung schenken müssen.

➢ **Annahme**, ohne uns selbst anzunehmen, wie und warum sollte es dann jemand Anderes tun?

➢ **Rücksicht** von Anderen, wobei wir mit uns total rücksichtslos umgehen.

➢ **Fürsorge**, ohne selbst wirklich fürsorglich mit uns und unserem Körper umzugehen.

➢ **Verständnis**, obwohl wir uns und unsere Taten oft selbst nicht verstehen.

➢ **Liebe,** ohne bereit zu sein, uns selbst zu lieben.

Wenn wir uns das alles nicht selbst geben können, wie soll es dann ein Anderer schaffen, diese Lücke zu füllen (Partner, Kind, Job, Statussymbole etc.)?

Ja, ich will

Das ist schon die beste Voraussetzung, wenn ich etwas ändern will und mir in dem Zusammenhang auch klar wird, dass ich es **kann.**

Dann ist schon der erste Schritt in die richtige Richtung getan!

Entscheidungen, ob es nun um eine gesündere Lebensweise, mehr Verständnis für mich und andere, mehr Bewegung, weniger Gewicht, um das Loslassen einer Sucht, ein besserer Job etc. geht, werden erstmal im Kopf getroffen – nach dem Motto ‚**alles was man denken und glauben kann ist möglich!**'

Wenn ich mir darüber klar werde, dass ‚nur ich' und niemand anderes diese Veränderung in die Wege leiten kann, dann bin ich schon auf dem richtigen Weg.

66

Nun stellt sich die berechtigte Frage: "Was kann ich tun ?"

- Was ist der nächste wichtige Schritt?

- Was kann ich tun, um mein Problem... (Beziehung, Job, Geld) zu lösen?

- Was kann ich tun, um gesund zu werden und zu bleiben?

- Was ist eine optimale Ernährung, geistig und physisch, um mein Gewicht zu reduzieren?

- Was kann ich tun, um meine Süchte zu erkennen und zu erlösen?

Oder was auch immer Sie im Moment bewegt.

Alles durchaus wichtige Themen, die uns das Leben oft genug schwer machen und verhindern, dass wir unser wahres SELBST in der ‚Leichtigkeit des Seins' erkennen.

Aber wo ein ‚Wille' ist, ist auch ein ‚Weg',

denn

jedes Problem trägt die Lösung in sich.

Wenn wir es geschafft haben, aus dem Nebel der Eintönigkeit, der Massenhypnose auszusteigen, wir mal wieder bereit sind uns Fragen zu stellen und auch akzeptieren, dass diese Fragen sicher auch zu beantworten sind, dann ist eine Lösung zumindest schon im Bereich des Möglichen.

Und wenn ich dann noch in mir das Gefühl erzeugen kann ‚**ich schaffe das'** und mich vielleicht auch schon als erfolgreicher ‚Problemlöser' sehen kann, voller Vorfreude auf den jetzt nicht mehr lange auf sich warten lassenden, ausstehenden Erfolg, ja dann schaffe ich es vielleicht auch ohne Unterstützung.

Wenn ich das dann aber nicht so locker hinkriege, wie wohl die meisten von uns, dann bietet sich natürlich Unterstützung an in Form von Hypnose an.

Durch die Arbeit mit Hypnose stärken wir das Unterbewusstsein durch entsprechende Suggestionen, damit es das kritische Tagesbewusstsein davon überzeugt, was wir doch für ein ‚toller Hecht' oder für eine ‚bemerkenswerte Frau' sind.

Ein nie vorhandenes oder vor langer Zeit verschüttetes Selbstbewusstsein wird sozusagen ausgegraben und ermöglicht uns dann nach mehreren Sitzungen die Welt durch ‚andere Augen' zu sehen.

Wir sehen jetzt nicht mehr das ‚arme Ich', das vom Leben, von Gott und der Welt vernachlässigt wurde, sondern eine erwachsene Person, oder besser ‚eine Persönlichkeit' die durchaus in der Lage ist für sich und die eigenen Bedürfnisse einzustehen. Eine Person, die ins sich ruht, in ihrer Mitte, die weiß, was sie kann, welch wunderbarer Mensch sie ist und auch weiß, wie sie ihre Belange zum Wohle aller erfüllen kann.

Jemand, der seine Wünsche und Grenzen verdeutlicht und danach lebt.

Manchmal braucht es aber vielleicht einen Anstoß (sprich Schicksal) um auf den rechten Weg zu finden.

Ich begleite Sie gerne ein Stück Ihres Weges, damit Sie ihr Glück finden. Hiermit reiche ich Ihnen die Hand und wenn Sie möchten, nehmen Sie sie an.

Über die Autorin

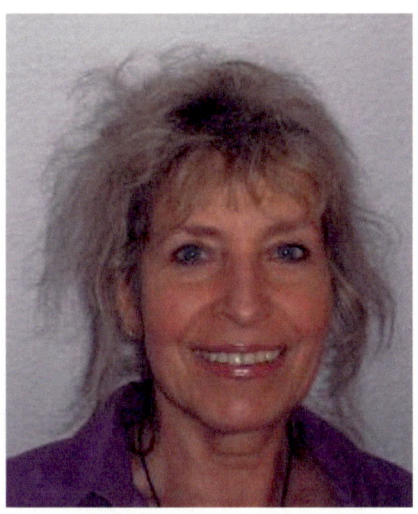

Regina Selke, geb. 1951, ist Hypnose-Coach und Heilerin und arbeitet in eigener Praxis in Baden-Württemberg. Sie wendet in ihren Beratungen die lösungsorientierte Hypnose an oder arbeitet mit der Zeitlinie (genannt Time-line-Coaching), also im Prinzip eine

Form der Rückführung (oder auch Zukunftsschau).

Weiterhin ist sie ausgebildet im spirituellem Heilen, Gesundheitsberaterin, Rückführungsberaterin, ausgebildet im Emotional Clearing (EmC = klären verdrängter Gefühle), arbeitet mit der Matrix-Energie oder „Bespricht" auch Krankheiten.

Ihr Motto ist - Heilung ist möglich, wenn wir es zulassen. Wenn wir uns als mächtig - ja vielleicht als Schöpfer unserer Realität ansehen - und nicht als Opfer der Umstände.

Sie behandelt nicht die Krankheiten als solches, sondern der Mensch als ganzes Individuum steht bei Ihr im Mittelpunkt.

Sie unterstützt Sie gerne auf Ihrem Weg der Persönlichkeitsentwicklung und

der selbstverantwortlichen Gestaltung
des eigenen Lebens nach dem Motto:

**„Alles was ich denken und glauben
kann ist möglich!"**

Aus- und Weiterbildungen:

Gesundheitsberater SNP

Rückführungsberater

Emotional Clearing

(EmC-klären verdrängter Gefühle)

Timeline-Coaching - arbeiten mit der
Zeitachse, bekannt aus dem NLP

Reikieinweihungen I + II

Bioenergiearbeit nach Oleg Lohnes

Lichtwegbegleitertraining

Matrix-Energie

Heilerin nach engl. Tradition

Hypnoseausbildung

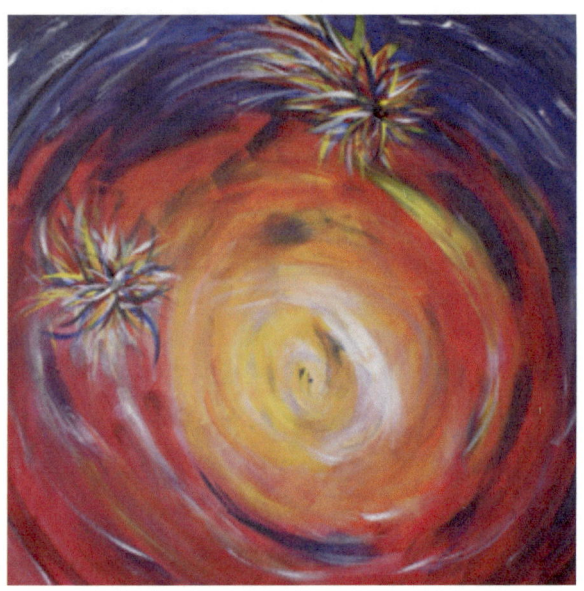

©Alexandra Frühwirth
ART-PICtures by Alexandra
www.entdecke-das-licht.com